CONFÉRENCES

MÉDICALES

PAR

LE DOCTEUR H. D. *Damoiseau*

PARIS

VICTOR PALMÉ, LIBRAIRE-ÉDITEUR

25, RUE GRENELLE-SAINT-GERMAIN, 25

1875

CONFÉRENCES
MÉDICALES

PAR

LE DOCTEUR H. D. *(Damoiseau)*

PARIS

VICTOR PALMÉ, LIBRAIRE-ÉDITEUR

25, RUE GRENELLE-SAINT-GERMAIN, 25

—

1875

A MONSIEUR LE VERRIER

Président de l'Association scientifique de France.

Monsieur le Président,

Je vous remercie d'avoir bien voulu insérer en temps opportun, dans *le Bulletin de l'Association scientifique* du 8 août 1875, mon dernier article sur la *Térabdelle*, et de plus de l'attention que vous avez eue de m'en faire adresser cinq exemplaires.

Permettez-moi à cette occasion, Monsieur le Président, de vous faire hommage de mes *Conférences médicales* et d'appeler votre attention sur le chapitre qui les termine, sous ce titre : *Quelques considérations sur la substance, le phénomène et le lien ou esprit qui unit toutes choses.*

Il manque, ce me semble, à ce travail, pour produire tout son effet, une seule chose : je veux dire une leçon émanée de vous, Monsieur le Président, sur l'usage et l'abus du télescope en astronomie.

La découverte que par la seule force du calcul appliqué aux données des sens, vous avez faite de l'astre qui porte votre nom, il y a nombre d'années, vous place en effet, par là même, à la tête de la science *pure* dont on parle trop souvent à notre époque sans savoir trop ce que l'on dit, et dont la méthode consiste, vous le savez, dans l'usage légitime et rationnel des sens pour l'observation scientifique, doctrine que nous a formulée le grand maître de l'École française, l'immortel Descartes. « Le premier, » dit M. Flourens, « il a su fonder la philosophie sur *les caractères* « *certains* qui séparent le physique du méthaphysique, la matière « de l'esprit, le corps de l'âme. »

Une telle leçon aurait en votre bouche une importance décisive aujourd'hui, Monsieur le Président, en ce qu'elle suffirait à donner à l'Association scientifique que vous avez fondée, une influence suffisante pour la régénération de notre infortunée patrie, par l'extermination immédiate et définitive du matérialisme soi-disant positif ou scientifique.

Au très-révérend Père Secchi dont le nom retentit en ce moment à l'occasion de son splendide ouvrage sur le soleil, parce qu'il s'adresse plus aux sens et à l'imagination qu'à l'intelligence, n'en cachant pas moins sous le boisseau de son télescope la divine vérité du vrai soleil de la vie, je répondrai, avec son collègue le professeur de rhétorique de Vaugirard (1) :

« Une science qui n'arrive pas à Dieu ne sera jamais qu'une science sans grandeur, une culture de bas-fonds. De cette science-là il ne s'élève que des nuages qui finiront tôt ou tard par crever sur la tête de ceux qui les ont amassés, et son dernier développement ne saurait être que le coup de foudre qui les tue. »

Je suis avec le plus profond respect, etc., etc.

H. D.

24 août 1875.

(1) Discours pour la distribution des prix.

PREMIÈRE CONFÉRENCE.

Messieurs et chers Confrères,

C'est une thèse essentielle, décisive, souvent mise en avant et traitée dans nos réunions, que celle de l'étroite alliance entre la religion et la science ; question toujours terminée par cette conclusion lumineuse :

> .... Alterius sic
> Altera poscit opem res, et conjurat amicè (1).

La vérité enfin se fait jour, ne l'oublions pas, et j'espère d'autant plus un changement sous ce rapport, dans l'opinion, que nos judicieux voisins d'Outre-Manche, dans l'une des trois principales écoles de médecine d'Angleterre, celle dite du collége de Saint-Barthélemy de Londres, ont fait figurer la question suivante dans leur dernier programme de prix, avec l'assurance qu'elle ne scandalisera aucun médecin du Royaume-Uni :

Étudier les rapports qu'il doit y avoir entre la religion révélée et la science médicale (2).

C'est bien là, n'est-il pas vrai, ce que j'ai fait devant vous, depuis six ans ? Mais il est à ce point de vue un problème redoutable que jusqu'ici je n'ai point encore osé aborder, mais que notre cher et très-distingué secrétaire nous a invariablement posé, pour ainsi dire, chaque année, c'est la question trop littéralement brûlante de *la liberté et du progrès.*

Pauvres esclaves que nous sommes, si les mots de liberté et de progrès nous font bondir le cœur et perdre la tête, c'est qu'il nous reste comme un vague souvenir de l'Eden d'où nous sommes tombés, et où nous cherchons à remonter sans cesse par des efforts condamnés d'avance, hélas ! à une impuissance éter-

(1) Horat. *Epist.*
(2) *Revue médicale* du 18 mai 1872.

nelle, parce que l'esprit qui les dirige est celui-là même qui nous a fait déchoir en nous séparant de Dieu.

Or l'homme ne saurait impunément se séparer de son auteur. En 1792, on voulut absolument, vous le savez, faire de la liberté et du progrès sans lui; et en 1793, on se réveillait dans les prisons et sur les échafauds! Au mois de mars 1871, on a de nouveau tenté à Paris la même expérience politique et sociale; et le même phénomène s'est reproduit, le mois de mai suivant, dans une mesure plus terrible encore, s'il est possible, au bruit de la fusillade et à la lueur des incendies.

M. Thiers l'a dit avec infiniment de raison : « si nous ne voulons pas être victimes des mots, commençons par n'en être pas les dupes. » Rien n'est plus exact; le mot perfide qui nous trompe ici, c'est celui de liberté. Quand nous disons : la liberté, c'est la liberté ; nous commettons une erreur semblable à celle de celui qui dirait : « la vie, c'est la vie. » Du point de vue réel et positif, au contraire, la vie, c'est la mort....

Interrogez Bichat et tous les physiologistes qui ont répété ses belles et décisives expériences, ils vous diront que la vie consiste en une série d'inspirations séparées par une série correspondante d'expirations; et que ces deux termes ont leur rapport invariable, parce qu'il y a pour ainsi dire une justice des organes qui veut que l'on rende pour mériter de recevoir ; et qu'ainsi de même que la vie surgit de l'expiration ou de la mort, la liberté naisse de la mort à soi-même, qui est l'obéissance parfaite. « Vous voulez être libres, s'écriait Sieyès à la Convention, et vous ne savez pas être justes ! » Apprenons, ajouterai-je, que pour être libres, il ne nous faut rien moins que l'acceptation du sacrifice qui seul peut nous rendre justes. C'est ainsi que le bon, mais faible Louis XVI a conquis l'âme d'un héros et la liberté d'un martyr dans sa prison et sur son échafaud!

« Nos martyrs, les saints du libre esprit, vont paraître ces jours-ci, disait M. Michelet dans une lettre écrite le 7 janvier 1870 à ses amis de Paris : « on vous vit l'armée des martyrs, ajoute-t-il, vous êtes tout un monde! »

Évidemment le triomphe des martyrs, c'est l'avénement de la liberté.

Notre crédit est en raison de nos souffrances : le succès féerique de notre emprunt, ce chiffre fabuleux de milliards confiés par l'Europe à la France écrasée et vaincue, qu'est-ce, je vous le demande, sinon la plus grande de toutes nos victoires, la victoire de la force morale sur la force physique, c'est-à-dire la plus étonnante de toutes les révolutions, ou l'approche d'un nouvel univers?...

Dans un article intitulé *la paix sociale*, M. Le Play, membre de notre Conseil général, dont le nom fait autorité en ces matières, démontre que la vraie cause des révolutions et de la décadence subsiste toujours dans *les erreurs* de la nation.

Ces erreurs ou plutôt ces déviations tiennent à l'oubli de ce grand principe : que Dieu est *la loi vivante* universelle. J'ai en l'idée de remonter à nos traditions nationales qui nous ont valu tant de gloire à travers les siècles, et je me suis reporté tout naturellement à la formule qui figure en tête de ces fameuses ordonnances de Charlemagne appelées *capitulaires*, pour y voir en quels termes ce grand politique chrétien avait cru devoir parler de Dieu, écoutez :

« Au nom de Notre Seigneur Jésus-Christ, Sauveur et Souverain de tous les hommes, Dieu éternel (1), moi Charles, » dit-il.

Voilà le langage qui fut entendu, pour ainsi dire, d'un pôle à l'autre et qui servit de base à la civilisation chrétienne. Tel est le principe auquel nous devons nous-mêmes remonter, si nous voulons en voir découler encore une fois la liberté et la vie, tant dans l'ordre religieux que dans l'ordre politique, social et scientifique. Si nous sommes si prodigieusement diminués dans l'estime des peuples, c'est que nous avons abandonné les traditions vitales du pays, c'est que nous avons laissé s'éteindre dans nos cœurs et, par suite, dans notre langage et dans nos mœurs, le feu sacré de notre Homme-Dieu, *en qui habite corporellement la plénitude de la divinité* (2), et dont l'empereur d'Occident parle en termes si magnifiques. Notre Homme-Dieu c'est le Roi des rois, le Seigneur des seigneurs. Or le Seigneur est Esprit, dit saint Paul ; et où est l'Esprit, c'est-à-dire l'ordre et la justice, là est la liberté.

En toutes choses, ne l'oublions pas, cette doctrine de l'esprit familière au grand apôtre de la science et à ses premiers disciples, objet des préoccupations de notre Descartes dans l'oisiveté

(1) *Rex regum, Dominus dominantium.* Or le Seigneur est esprit, dit saint Paul, et où est l'Esprit, c'est-à-dire l'ordre et la justice, là est la liberté. (Aux Cor. II, ch. III, ꝟ 17.)

(2) *Ad Coloss.*, ch. II, ꝟ 9.

des garnisons, quand il méditait le projet colossal de refondre toute la philosophie, l'éleva plus tard à cette intuition que l'on ne saurait assez répéter et méditer :

« Et déjà il me semble, dit-il, que je découvre un chemin qui nous conduira de *cette contemplation du vrai Dieu, en qui tous les trésors de la science et de la sagesse sont renfermés* (1), à la connaissance des autres choses de l'univers. »

Cette doctrine, aussi exactement vraie qu'elle est sublime, entraînant nécessairement à sa suite une réforme dans nos idées et dans nos pratiques trop souvent encore païennes ou du moins judaïques, provoque par là même des répugnances invincibles et soulève des tempêtes. Mais patience ! encore un peu de temps, et le bien qui cette fois nous arrive avec une irrésistible puissance, aura tout envahi comme un océan sans rivages.

En religion surtout nous avons, on peut le dire, un bandeau sur les yeux, et nous ne pouvons rien entendre ni rien voir de ce qui vient du ciel. Or le mauvais génie qui nous aveugle est précisément Lucifer, qui, ayant établi son domaine dans notre œil, en a bouleversé toutes les fonctions. Il a, par exemple, remplacé cette universelle loi de la nature qui est de rendre ce que l'on reçoit, par la fureur d'un insatiable égoïsme qui s'approprie et dévore en quelque sorte par la concupiscence des yeux, tout ce qu'il croit voir avec ces organes.

Primitivement et dans le plan intégral de la nature humaine, il n'en était pas ainsi ; notre œil était simple, c'est-à-dire qu'il ressemblait à un miroir fidèle, à une glace très-parfaite où se réfléchissent comme à la surface des eaux tranquilles les images de tous les corps de l'univers. Or l'esprit du mal, surtout depuis Galilée, et les abus des instruments d'optique, dont ses découvertes si admirables d'ailleurs ont été l'occasion, a fait de ces images un précipice sans fond d'où l'on ne revient pas, un cachot où l'âme humaine semble irrévocablement enchaînée.

On parle beaucoup à l'heure présente de la libération du territoire français, et on a raison..... Mais hélas ! le territoire véritablement envahi, n'est-ce pas plutôt l'âme de la France qu'à tout prix et avant tout il faudrait délivrer ?

____

(1) In quo sunt omnes thesauri sapientiæ et scientiæ absconditi.

Ad Coloss., ch. ii, ⁊ 5.

— 9 —

Qui le croirait ? Nos hommes de la Commune, à l'exemple de leurs frères de 93, dans le suprême paroxysme de leur délire révolutionnaire, ont aperçu comme en un lointain mirage, la terre de la liberté : que dis-je ? Ils l'ont saluée de son véritable nom :

Un plan complet d'enseignement intégral auquel chacun a droit.

Toutes ces expressions, pesez-en la valeur, Messieurs, elles sont d'une rigueur et d'une exactitude véritablement géométriques.

Ces déshérités du ciel et de la terre ne semblent-ils pas, je vous le demande, crier aux satisfaits de la société moderne :

« Votre science est incomplète ! nés pour l'infini, vous nous avez enfermés dans la sphère étroite d'un seul de nos sens, celui de la vue ; appelés aux célestes joies, vous nous avez emprisonnés comme de vils animaux dans le cercle étroit des jouissances matérielles ! »

Et toutefois ils l'ont vue et bien vue cette terre de la liberté, puisqu'ils n'ont pas hésité à la placer en son véritable lieu, au centre de l'enseignement scientifique universel, dans la chaire de Buffon, de Fontenelle, de Cuvier, de Flourens, au Muséum d'histoire naturelle de Paris ; et pour éviter toute équivoque à cet égard, ils se sont donné la peine d'assigner par un décret spécial, pour foyer à ce flambeau, les galeries d'anatomie et d'anthropologie (1) !.....

Pour rompre donc nos chaînes et sortir de prison, il faudrait commencer par briser l'idole qui, sous le nom de matière, est dans notre œil à tous, cette poutre dont il est parlé dans l'Evangile, si singulièrement grossie, il faut l'avouer, par les abus de nos télescopes et de nos microscopes modernes.

En cette question si délicate, comme ailleurs, nous nous sommes encore laissé duper par les mots ! Il en est trois surtout par rapport au sens desquels il importe avant tout de se bien entendre : ce sont ceux de *corps*, d'*image* et de *matière*.

Par *corps*, j'entends un objet dont les dimensions sont fixes et invariables, et qui ne peut être remplacé par un autre dans l'espace qu'il occupe, ainsi que l'admettent du reste tous les physiciens ; qui, en un mot, est *impénétrable*.

____

(1) Voyez au *Journal officiel de la Commune* deux décrets du 18 mai 1871.

Cette doctrine, contestable à la première vue sous le rapport des fluides qui pénètrent tous les corps, se retrouve avec toute son évidence dans la considération des molécules dont les corps sont composés.

Tout ce qui peut se réfléchir dans un miroir, être amplifié par une loupe, lunette, télescope ou microscope quelconque, est une *image*.

Et enfin, cette substance prétendue de ceux qui s'arrêtent aux images, comme si elles étaient les objets; ce *rien* que les animaux sans raison, et ceux qui leur ressemblent, prennent pour le corps, je l'appelle *matière*.

L'erreur pernicieuse des partisans de cet être chimérique, est de réduire à un seul les trois termes essentiels au mécanisme de l'entendement humain, et qui sont la substance, le phénomène et le lien ou l'*esprit*.

L'invention des lunettes a flatté singulièrement, on le comprend, les amateurs de la matière. Elle a produit sur leur intelligence l'effet habituel des miroirs et des glaces sur l'âme de nos femmes du monde : ils en sont devenus vains et superficiels comme elles.

Notre savant et très-distingué confrère le docteur Pinel de Golleville, auquel les investigations microscopiques sont familières, me faisait observer avec raison, il n'y a qu'un instant, que si l'abus du microscope conduit au matérialisme, son emploi réfléchi, au contraire, rend immédiatement à l'œil sa limpidité première, en forçant l'intelligence à percer les épaisses murailles du phénomène, pour contempler dans l'invisible, le monde d'êtres corporels réels que l'on est convenu d'appeler *les infiniment petits*.

Ce que nous disons du microscope est rigoureusement applicable au télescope. Si, en effet, l'usage réfléchi de cet instrument nous montre l'intelligence humaine s'élevant du plus splendide des phénomènes, qui est le *ciel profond* ou télescopique, à l'invisible monde *des infiniment grands*; l'abus ou l'usage non réfléchi de cet instrument merveilleux nous donne le triste spectacle du suicide de l'âme humaine, qui se *noie* alors dans la formule d'un seul de ses cinq sens, celui de la vue, en se précipitant sans retour dans les abîmes de l'espace illimité (1).

(1) Le matérialisme *astronomique* a cela de commun avec le matérialisme *anatomique*, que dans le fait scientifique il néglige, lui aussi, la notion d'*Esprit*; mais il en diffère en ce qu'au lieu de s'arrêter comme l'anatomiste

Pour en finir donc avec cette illusion, il s'agit tout simplement de consentir, avec saint Paul, Pascal et Descartes, *à mourir philosophiquement* pour spiritualiser enfin l'organe de la vue sur le modèle de la poitrine (1) et du cœur, et avec tous nos sens rectifiés et désormais fidèles, de mettre enfin en toute assurance le pied hors du temps et du changement, sur la pierre angulaire de toutes choses, d'où sortent les eaux qui jaillissent pour la vie éternelle.

Cette pierre angulaire, quelle est-elle, je vous le demande, si ce n'est le cœur gauche lui-même (2), considéré dans l'Homme-Dieu, lequel contient la flamme du céleste principe de la vie que le Seigneur Dieu, comme parle Moïse, souffle sur la face de l'homme et qui exprimant par ses fonctions ineffables l'incorruptible lumière de l'éternelle loi :

Tout recevoir et tout rendre dans un perpétuel élan d'amour,

est le soleil de la vraie lumière, et appelle à la vie tous les endormis et tous les morts de l'ordre spirituel ?

« Une famille d'esprits libres doit s'élever, le philosophe Schlegel nous l'annonce (3), qui, n'étant plus nés de la volonté de la chair, ni de la volonté de l'homme, sont nés de Dieu ; qui, n'ayant plus leur principe et leur centre dans leurs sens, ni dans le monde de l'esprit fini ou dans la tête, l'ont vraiment en Dieu même. »

L'accomplissement de cette parole ne saurait être éloigné, si l'on considère attentivement l'état actuel du drame historique et de ses trois grands acteurs fondamentaux (4) : l'homme de ventre, l'ouvrier des révolutions représenté par la multitude en fureur, devant nécessairement l'emporter bientôt sur l'homme de tête aux pensées égoïstes ou judaïques, et assurer ainsi

au *phénomène*, l'astronome le perd complètement de vue pour s'absorber dans la considération de la *substance* corporelle invisible du mécanisme astronomique.

(1) Sur le modèle de la poitrine quant à son principe fondamental de *rendre fidèlement ce qu'elle reçoit.*

(2) Mens enim hominis in sinistro ventriculo insita est et reliquæ animæ imperat. (Hipp. *de Corde.*)

Spiraculum quod Deus in Adam misit, igneum et intelligibile ac vita fuit.

(3) *Histoire littéraire.*

(4) Voyez la description des trois hommes de l'*Anthropologie traditionnelle*, page 271 du livre *Science et Foi.*

le triomphe définitif de *l'homme de cœur*, suivant l'oracle de Daniel :

Suscipient regnum sancti (1)...

DEUXIÈME CONFÉRENCE.

MESSIEURS ET CHERS CONFRÈRES,

Il ne saurait y avoir de malentendu entre nous : entre vous qui, avec une persévérance si honorable pour moi, m'avez encore élevé l'année dernière à la présidence, et moi qui par une opiniâtreté à moi-même inexplicable, recommence chaque année, en vous exposant ici mes manières de voir en toutes choses, à me mettre dans le cas de vous déplaire.

Notre cher et très-distingué secrétaire est en possession d'un principe qui m'a toujours singulièrement frappé, mais dont la parfaite exactitude, à un certain point de vue, m'apparaît aujourd'hui dans toute sa splendeur.

« La vérité, dit-il, ne blesse jamais, si elle nous est présentée « telle qu'elle est, c'est-à-dire dans son intégrité; ce qui blesse, « ce sont les nuages qui, la recouvrant encore et lui faisant « ombre, donnent à l'esprit l'occasion de se fourvoyer. »

C'est là précisément ce qui m'est arrivé l'année dernière, quand m'efforçant de vous faire entendre ce qu'étaient à mes yeux la liberté et le progrès, je suis entré dans des considérations un peu longues, alors que j'aurais pu m'en tenir à vous répéter cet aphorisme d'un grand philosophe et d'un grand chrétien :

« Aimez et soyez libres, c'est-à-dire, aimez et faites ce que « vous voudrez. »

Ou encore, en d'autres termes, élevez-vous par l'amour à la justice et à la liberté.

Tel est le divin secret des défenseurs de la vérité chrétienne qui après dix-huit siècles de luttes où ils ont presque toujours exposé leurs têtes, arrivent enfin aujourd'hui à l'empire pacifique des esprits, par l'amour.

(1) Chapitre VII, ꝟ 18.

Veuillez en faire la remarque, Messieurs et chers Confrères: de même qu'en physique, *ce qui unit tout*, ou l'amour physique, si l'on peut parler ainsi, c'est le feu; de même en physiologie, c'est le jet du sang!

Une vérité de cet ordre ne pouvant être dignement exprimée en langage ordinaire, je vais emprunter, si vous voulez bien me le permettre, la voix d'un penseur inspiré à l'occasion du martyre d'un jeune missionnaire français au Tong-King, décapité pour la foi, le 1ᵉʳ mai 1852, M. l'abbé Bonnard :

> « Il était à cet âge où le bonheur fleurit;
> « Il a considéré la croix de Jésus-Christ,
>   « Toute rayonnante dans l'ombre ;
> « Il a dit : — « C'est le Dieu de progrès et d'amour ;
> « Jésus, qui voit ton front, croit voir le front du jour.
> « Sa doctrine est le ciel entr'ouvert; par la main,
> « Comme un père l'enfant, il tient le genre humain;
>   « Par lui nous vivons et nous sommes ;
> « Au chevet des geôliers dormant dans leurs maisons,
> « Il dérobe les clefs de toutes les prisons,
>   « Et met en liberté les hommes (1). »

Cet état si nouveau et par là même si remarquable qui commence à se manifester dans les esprits après les désastres inouïs d'une horrible guerre, est formulé par le plus célèbre des démagogues italiens, en ces termes :

« Grâce *aux liens* de la nouvelle foi qui rayonnera bientôt sur « les peuples, dit Mazzini, nous verrons disparaître *dans l'har-* « *monie de la vie*, les interminables dissentiments qui ont existé « jusqu'ici entre la terre et le ciel, entre le corps et l'âme, entre « la matière et l'esprit, entre la raison et la foi (2). »

Pour revenir pratiquement à ce principe de l'amour, à ce *vrai radicalisme* qui n'est, au fond, que le radicalisme chrétien, le chemin est des plus faciles, vous allez le comprendre, Messieurs et chers Confrères, puisqu'il ne s'agit que de le vouloir, et qu'il suffit de nous élever de nouveau, dans notre France, à cette hauteur de pensées dont s'inspirait l'administration au temps de Colbert, quand, en 1656, fut rendu ce fameux édit où il était déclaré :

(1) Victor Hugo. *Les Châtiments*, p. 33 de la 24ᵉ édition.
(2) Lettre écrite en 1870.

« Que les hôpitaux, hospices et maisons de refuge devaient
« être des asiles où les pauvres fussent reçus et traités, non
« comme des membres inutiles à l'État, mais *comme des membres*
« *vivants de Jésus-Christ.* »

C'est-à-dire, si l'on peut parler ainsi, *comme des Dieux.* La
même loi est toujours là : nos hôpitaux doivent ainsi tendre de
plus en plus à devenir *des temples consacrés à l'humanité.*

Permettez-moi, Messieurs et chers Confrères, de passer ici de
l'amour à son contraire, dont le symbole est la matière, ce signe
éternel de contradiction parmi les hommes. Empruntons ici les
lumières d'un homme spécial, auteur du traité des *Hallucinations.*

Je ne ferai point à l'honorable docteur Brierre, de Boismont,
l'injure de le confondre avec le plus grand nombre de nos confrères parisiens qui sont malheureusement plus ou moins infestés,
comme vous ne l'ignorez pas, de cette grande peste des intelli-
gences à notre époque, si justement appelée la *Théophobie médicale et scientifique,* par le docteur Bertulus, président de la
Société scientifique de Marseille.

Le célèbre aliéniste, lui, n'en est pas atteint : on sent, au
contraire, à la seule lecture de la préface, que l'esprit qui a
inspiré le *Traité des Hallucinations* est, au fond, une pensée
d'apologétique chrétienne.

Qu'il me soit permis de lui adresser seulement le reproche de
n'avoir pas suffisamment, à mon avis, défini son sujet, c'est-à-dire
déterminé le sens précis qu'il faut attribuer au mot *hallucination.*

Que par suite d'une altération organique ou d'une modification
dynamique quelconque dans la rétine, le nerf optique ou le
cerveau lui-même, je sois amené à voir constamment devant moi
une image ne correspondant à aucun objet extérieur et réel,
tant que mon intelligence n'en est pas la dupe, ce n'est là
qu'une simple illusion du sens de la vue.

Qui ne sait que l'illustre Malebranche a pendant une partie de
sa vie, porté ainsi, dit-on, *un gigot,* et Pascal *un précipice à ses
côtés,* sans que le génie de ces deux grands hommes ait eu à en
souffrir ? Et M. le docteur X*** n'a-t-il pas, ainsi qu'il le raconte,
porté lui-même pendant quelque temps *sa propre commode,* de
cette manière, sans qu'il en soit résulté le moindre dommage
pour son intelligence ?

Veuillez le remarquer, je vous prie, Messieurs et chers Confrères, dans toute sensation visuelle normale, il y a à considérer

deux choses, l'image et l'objet ou le corps. Tantôt l'image de cet objet ou de ce corps est près de nous, et alors il y a coïncidence et identité parfaite entre les dimensions de l'image et celles de l'objet ou du corps ; tantôt il est éloigné, et alors cette coïncidence et cette identité n'existent plus, mais il existe entre ces deux termes *un rapport* rigoureusement géométrique dont l'étude constitue la base même de toute une science qu'on nomme *la perspective*. Nier cette image serait une prétention absurde. Les partisans de la théorie exclusive de l'hallucination pathologique, adversaires de M. Brierre, de Boismont, qui n'ont pas hésité à traiter Moïse, les prophètes et saint Jean l'évangéliste lui-même de visionnaires et d'hallucinés, sont donc en dehors du sens commun ; et ils n'ont certes jamais médité ces belles paroles de Platon :

« C'est au délire inspiré par les Dieux que nous sommes rede-
« vables des plus grands biens, dit-il. Autant le don de prophétie
« l'emporta en perfection et en dignité sur l'art augural, et quant
« au nom et quant à la chose, autant le délire qui vient des
« Dieux est plus noble que la sagesse qui vient des hommes. »

Ils n'ont pas pris garde, non plus, qu'en rejetant l'image qui est la partie lumineuse de toute sensation visuelle normale, ils ont rompu tout commerce avec le monde supérieur de l'intelligence et des idées. L'image ou idée sensible, ce vêtement lumineux de tout corps accessible à notre vue, ils l'ont éteinte dans leurs esprits et en lui substituant *la matière*, ce bloc de substance solide et impénétrable, ils se sont fait un noir cachot du spectacle radieux de l'univers, tant le matérialisme, si fier de ses prétentions scientifiques, n'est habile qu'à détruire l'œuvre de Dieu !

TROISIÈME CONFÉRENCE.

MESSIEURS ET CHERS CONFRÈRES,

A nos dernières Assemblées, quand nous venions à réfléchir que plusieurs années de suite nous avions eu la chance de nous revoir et de nous compter sans être obligés de traiter la question nécrologique, ne nous semblait-il pas en vérité que la cruelle mort avait eu quelques égards pour nos têtes, hélas ! plus ou moins blanchissantes ? Cette fois l'impitoyable ennemie du genre humain a revendiqué ses imprescriptibles droits en frappant le meilleur et le plus sympathique d'entre nous, cet excellent docteur Barbey, qui a terminé une belle vie par une mort encore plus belle. Je laisse à notre vénéré Doyen, le docteur Delaporte, de Vimoutiers, l'honneur qu'il a réclamé de nous entretenir aujourd'hui de notre très-regretté confrère.

La passion du docteur Barbey pour les voyages en général, son grand voyage en Palestine en particulier, et ce fameux incident surtout qu'il racontait toujours avec émotion, alors que la caravane dont il faisait partie apercevant tout à coup du sommet d'une colline la Ville sainte et son horizon, consacré par tant de souvenirs, il tomba avec ses compagnons de voyage la face contre terre en s'écriant : *Jérusalem ! Jérusalem !* Cet heureux voyage et cette arrivée plus heureuse encore, ont à plusieurs reprises attiré mon attention sur un pèlerinage d'un autre ordre, mais encore plus intéressant pour nous, je veux dire sur l'itinéraire de la science européenne depuis trois siècles, non point de Paris à Jérusalem, mais des ténèbres *épaisses* d'un tunnel de six mille ans au grand jour du vrai soleil de la Vérité...

Cet événement prodigieux dont l'approche tient l'humanité tout entière en éveil, nous a été annoncée dans ces dernières années avec une admirable précision par les plus illustres d'entre nos savants contemporains.

« Nous sommes à une époque de transition, dit l'illustre physicien Lamé.

« L'arcane mystérieux, gardé par les génies dans les profondeurs de l'hyadès, va-t-il se révéler à l'homme ? Sommes-nous à l'aurore d'une manifestation complète de la vérité ? Allons-nous découvrir le sublime inconnu de l'éternel problème ? »

« La science future reconnaîtra dans l'éther le véritable roi de la nature physique, ajoute-t-il. Mais nous ne connaissons ce nouveau-venu *que par notre intelligence* ; et l'ancienne matière, saisie et diversement définie par nos sens, nous ne la connaissons encore que très-imparfaitement (1). »

(1) Voy. t. LVI, page 986 des comptes rendus de l'Académie des sciences.

« La fin de ce siècle, dit de son côté M. Dumas, de l'Institut, dans son rapport sur le grand prix Ruhmkorf, verra le développement de doctrines nouvelles sur la nature et la force. Envisagée d'un esprit plus libre, la force éternelle, indestructible, deviendra par ses transformations l'instrument de ces découvertes rapides, inattendues, éclatantes, qui étendent le pouvoir de l'homme sur la nature et qui multiplient ses jouissances, tout en élevant son intelligence vers *une contemplation plus sereine* et plus haute de l'ordre de l'univers et des lois de la création. »

Dans la marche de la science vers la vérité, je me propose, Messieurs et chers Confrères, de considérer successivement : 1° le point de départ ; 2° le voyage proprement dit avec ses marches et contre-marches, et 3° enfin, l'heureuse arrivée.

Le point de départ de la science européenne étant tout entier dans l'œuvre de Copernic, il y a trois siècles, je vous demande la permission de vous en tracer ici une esquisse rapide que j'extrais textuellement de la notice si remarquable qu'Arago a cru devoir consacrer à ce savant complet et véritablement universel pour son temps, dont Leibnitz a dit qu'il était : *l'un des huit sages de la terre.*

« Né à Thorn, alors capitale de la Prusse Polonaise, le 12 février 1473, Copernic encore enfant, apprit les langues anciennes à la petite école de Saint-Jean de Thorn. A dix-huit ans, son oncle, l'évêque de Warmie, l'envoya à l'Université de Cracovie. Il s'y livra d'abord avec une ardeur extrême *à l'étude de la philosophie et de la médecine;* mais le hasard le conduisit aux leçons d'Albert Brudzewski, professeur d'astronomie, et lui révéla sa véritable vocation.

« A vingt-trois ans il se rendit à Padoue et à Bologne pour étudier la philosophie, la médecine et l'astronomie.

« En 1499, nous trouvons Copernic professant les mathématiques à Rome devant un auditoire nombreux et choisi.

« De retour à Cracovie, en 1502, il se fit prêtre; il avait alors trente ans.

« Sur la recommandation de l'évêque de Warmie, son oncle, il fut nommé, en 1510, chanoine de Frauenburg, petite ville sur les bords de la Vistule. Là, il partageait son temps entre les devoirs de sa nouvelle profession et ses méditations sur les questions astronomiques. Il prodiguait aussi ses soins aux pauvres malades, mettant à profit les connaissances étendues en médecine qu'il avait acquises dans les universités d'Italie.

« La ville de Frauenburg, située sur une hauteur, fut redevable au talent de Copernic de la machine hydraulique qui y distribuait l'eau dans toutes les habitations.

« L'ouvrage *De revolutionibus orbium cœlestium* qui portera le nom de Copernic jusqu'à la postérité la plus reculée, fut le fruit de trente années de méditations.

« Cet ouvrage avait été conservé manuscrit par son auteur pendant vingt-sept années, mais les principaux résultats de l'illustre astronome étaient publiés. Ces résultats étaient trop contraires aux opinions reçues pour ne pas devenir dans les mains des histrions, — les histrions de tous les temps ont eu les mêmes passions, — le sujet des plus ridicules et des plus ignobles parades.

« Vaincu enfin par les sollicitations de son ami l'évêque de Culm, Copernic se décida à livrer son livre à l'impression. Rhéticus, son disciple, se chargea du soin de revoir les épreuves. C'est à Nuremberg que cette impression eut lieu en 1543.

« A la tête du livre se trouve une épître dédicatoire à Paul III, qui portait alors la tiare. Elle est d'un style ferme et digne :
« Votre autorité, dit-il, me servira de bouclier contre les méchants,
« malgré le proverbe qui prononce qu'il n'y a pas de remède à
« opposer à la morsure d'un calomniateur...

« Je suis certain que les savants et profonds mathématiciens
« applaudiront à mes recherches, si, comme il convient aux
« vrais philosophes, ils examinent à fond les preuves que j'ap-
« porte dans cet ouvrage. Si des hommes légers ou ignorants
« voulaient abuser de quelques passages de l'écriture dont ils
« détournent le sens, je ne m'y arrêterais pas, je méprise d'avance
« leurs attaques téméraires...

« Les vérités mathématiques ne doivent être jugées que par
« des mathématiciens. »

« Copernic mourut à Frauenburg, le 23 mai 1543, et il eut la satisfaction de tenir dans ses mains défaillantes le premier exemplaire de son ouvrage, que Rhéticus venait de lui envoyer.

« L'ouvrage de Copernic fut condamné par la Congrégation de l'Index, le 5 mars 1616, sous le Pontificat de Paul V.

« On a fait remarquer que le Pape n'apposa jamais son visa à cet acte d'intolérance.

« En écrivant son traité *Des révolutions célestes*, Copernic s'empressa avec une loyauté qui lui fait le plus grand honneur, de rendre aux anciens qui l'avaient précédé dans la carrière la plus entière justice. C'est ainsi qu'il cite le passage de Cicéron dans lequel il est dit que Nicétas, de Syracuse, expliquait le mouvement diurne du Ciel dirigé en apparence d'orient en occident par un mouvement de la terre tournant autour d'un certain axe de rotation de l'occident à l'orient.

« Philolaüs, philosophe pythagoricien si célèbre, que Platon, pour le visiter, fit tout exprès le voyage d'Italie, avait prétendu que la terre était une planète circulant autour du soleil. Copernic examine dans son grand ouvrage si cette opinion peut se concilier avec les phénomènes. Il trouve d'abord que le gros du mouvement apparent du soleil peut se représenter tout aussi bien avec l'hypothèse que la terre est une planète circulant autour du soleil immobile, et dans l'hpothèse contraire qui ferait circuler le soleil autour de la terrre en repos. Mais Copernic ajoute à ce résultat un examen comparatif de détail dans les deux hypothèses. Si la terre est une planète, elle se transporte dans l'intervalle de six mois, d'un point de l'orbite au point diamétralement opposé. On a ainsi une base propre à déterminer les distances des diverses planètes à la terre. C'est de cette manière qu'il obtient par la mesure des angles situés aux deux extrémités de cette base, les distances des diverses planètes au soleil, exprimées en parties des distances de la terre à ce même astre.

« L'étendue de la rétrogradation et les mouvements des stations avant et après l'opposition des planètes dans leur cours sur la sphère des étoiles, se liaient à cette explication d'une manière admirable, et le phénomène qui avait, non sans raison, fort embarrassé l'antiquité, se trouvait ainsi rangé parmi les simples apparences, résultat inévitable du mouvement de translation de la terre. C'est à mon avis, dit Arago, dans cette belle démonstration que réside principalement la découverte de Copernic.

« Ce n'est qu'à dater toutefois des grands travaux de Képler que le système de Copernic a été débarrassé des complications qui le déparaient encore, et qu'il est devenu l'expression simple, claire et géométrique des lois de la nature.

« On peut dire enfin que Copernic s'est montré le créateur de l'astronomie moderne, ajoute encore Arago, lorsqu'il a dit :

« J'appelle *gravité* un certain désir naturel appartenant *à toutes*
« *les parties de la matière*, en vertu duquel ces parties tendent à
« se réunir, quel que soit le lieu qu'elles occupent (1). »

Les splendides découvertes de Copernic et de Képler admirablement développées par Newton, fournirent à cet illustre
mathématicien l'occasion de donner à son grand ouvrage le
titre de *Principes mathématiques de philosophie naturelle* (2)
par opposition au livre de notre Descartes intitulé : les *Principes
de philosophie* (3).

Le triomphe complet et sans conteste de l'école anglaise sur
l'école française, de Locke et de Newton sur Pascal et Descartes,
était passé à l'état de fait accompli depuis plus d'un siècle,
lorsque la découverte astronomique récente *d'une nouvelle force
cosmique opposée à l'attraction* (4) a permis à un illustre savant
de l'Observatoire de Paris, de formuler la mémorable déclaration
suivante :

« Cette seconde force cosmique, dit M. Faye, voilà le grand
problème qui se pose à notre époque devant les astronomes
et les physiciens, problème que Newton a couvert d'un voile
épais. »

Chose remarquable ! ce qui arrive en ce moment à l'illustre
inventeur de la gravitation universelle, était advenu à Locke il y
a quarante ans, quand ce faux dieu du xviii° siècle fut convaincu
par Broussais d'avoir couvert de ténèbres son propre sujet,
en entreprenant de traiter de l'entendement humain à l'aide du
sensualisme systématique qui n'est au fond que *la sensation
transformée*.

La vérité, en effet, ne saurait être autre chose, après tout,
qu'une équation entre la pensée de l'homme et l'objet connu, de
manière que si le premier membre qui est l'intelligence en
action, n'est pas naturel, préexistant et immuable, l'autre flotte
nécessairement, il n'y a plus de vérité ni par conséquent de vraie
science possible ; et de là le fameux mot de l'antique sagesse :
Connais-toi toi-même !

Et c'est ainsi que Broussais, après avoir pendant la plus
grande partie de sa vie brassé la matière, comme les autres, si

(1) Arago, *Notices biographiques*. t. III, p. 173.
(2) 1688.
(3) 1644.
(4) *Bulletin de l'Association scientifique*, 17 décembre 1871, p. 189.

l'on peut parler ainsi, a fini toutefois par dégager l'esprit en écrivant, dans son opuscule posthume, *sur la valeur objective des sensations*, cet aphorisme que n'aurait pas renié le Père de la médecine lui-même, et que l'on ne saurait trop répéter et méditer, parce qu'il est la clef de la vraie méthode scientifique :

« Ne nous y trompons pas, écrit-il, le monde extérieur et les objets qu'il renferme, ne nous sont montrés que par l'intelligence, d'après les formules de nos sens. »

La période Newtonienne a donc été en Europe comme la période correspondante du sensualisme du xviiiᵉ siècle, une époque de ténèbres épaisses pendant laquelle la véritable science n'a fait que rétrograder sous tous les rapports.

C'est ainsi que Locke a écrit sur l'origine des lois aussi mal que sur l'origine des idées ; et que, sur ce point encore, il a posé ces principes dont nous voyons les conséquences, principes qui nient tout, qui ébranlent tout, qui protestent contre tout.

« Ces germes terribles eussent peut-être avorté en silence sous les glaces de son style, dit de Maistre, mais animés dans les boues chaudes de Paris, ils ont produit le monstre révolutionnaire qui a dévoré l'Europe (1). »

Il est à remarquer que Descartes et Newton ont imposé chacun à leur ouvrage le plus important, un titre analogue : *Les Principes.*

Il ne m'appartient pas de décider si cette prétention ne dépasse pas quelque peu l'ambition naturellement permise à un mortel : je me borne à faire cette remarque : qu'il ne saurait y avoir de principes mathématiques de philosophie naturelle à parler rigoureusement, non plus que des principes anatomiques, physiques, etc., etc. Car, au fond et en réalité, il n'existe qu'un seul et unique principe absolu, universel, immuable, qui est le fondement de l'école éternelle dont nous parle M. Bouillaud.

« La révolution du cœur, ainsi que le dit si bien l'illustre professeur, s'est montrée à moi, pour ainsi dire d'elle-même, avec une clarté si éclatante dans toutes mes expériences, que je ne puis ne pas la considérer comme certaine, et aussi certaine que les mouvements de la terre sur elle-même autour du soleil. »

(1) *Les Soirées de Saint-Pétersbourg.*

« Ces mouvements que nous pouvons *contempler* chez l'homme et les animaux, *de nos yeux, de nos oreilles et de nos mains*, à l'état normal, n'excitent pas une moindre admiration que les mouvements des corps célestes eux-mêmes (1). »

Ce langage, si profondément remarquable de l'illustre et savant professeur, me fait comprendre sa pensée, quand il applique à notre grande école *anatomo-physiologique* française le titre d'éternelle : car dans la langue exacte et profonde de la tradition chrétienne, les mots : Ciel et Eternité ont un sens identique, puisqu'on dit indifféremment le Père Céleste ou le Père Éternel, et je me rends compte, d'autre part, de cette doctrine du divin Harwey : « le cœur des animaux est le fondement de la vie et le soleil du microcosme. »

Si donc le cœur est le soleil du microcosme, comme les fonctions admirables de ce viscère sont évidemment l'exacte représentation et comme l'image parfaite des fonctions du cerveau de l'homme dans l'univers, ou le macrocosme, nous pouvons dès lors reconnaître, *dans le cerveau de l'Homme Intérieur*, le foyer principal de l'Ether, « cette seconde espèce de matière infiniment plus étendue, plus universelle et très-probablement beaucoup plus active que la matière pondérable, » et nous avons ainsi le droit d'y saluer désormais le soleil de notre soleil, et par conséquent, avec l'illustre Lamé, « le roi véritable de toute la nature physique » et le moteur central tout à la fois d'une *effusion* et d'une *attraction* vraiment universelles.

QUATRIÈME CONFÉRENCE.

MESSIEURS ET CHERS CONFRÈRES,

Nous avons encore cette année perdu l'un des nôtres; le docteur Zacharie Decombes, d'Avesnes-sous-Exmes, mort le 24 février dernier à l'âge de soixante-seize ans.

Peu connu et pratiquant sans bruit son art bienfaisant, le docteur Decombes était un homme de cœur et de principes, dont j'ai conservé un souvenir précieux. Je le vois encore, et je n'ou-

(1) Lettre au docteur Sales-Girons, du 23 juin 1874.

blierai jamais ce détail, après l'une de nos allocutions, venir nous serrer affectueusement la main et nous témoigner, dans les meilleurs termes, toutes ses sympathies. A un tel homme la mort a dû être douce; disons-lui donc du fond de nos âmes adieu tout à la fois et au revoir.

Il y a tout juste huit ans à pareil jour, nous avons inauguré ici même, en cette bonne ville d'Argentan, avec notre septième année d'existence, notre première *Conférence médicale* proprement dite. Aujourd'hui nous y complétons cette fameuse période de quinze années que Tacite regarde comme un grand espace de la vie humaine : (*Quindecim annos grande mortalis ævi spatium.*

Il est toujours très-délicat de parler de soi-même, Messieurs et chers Confrères; mais quand on a la chance d'être apprécié par un juge compétent et que l'on a en très-grande estime, on est heureux de s'en autoriser.

Donnons donc ici la parole à notre illustre et cher Secrétaire général, M. le docteur Amédée Latour, en mettant sous vos yeux un extrait de son compte rendu du 12 avril 1874 où, après avoir payé un juste tribut aux membres de l'Association générale des Médecins de France décédés dans le cours de l'année, il continue ainsi :

« Après ce long et triste nécrologe, dit-il, il m'est consolant
« de vous dire que les nouveaux adhérents de l'Association ont
« largement compensé les pertes qu'elle a subies, nous avons
« relevé dans les comptes rendus que nous avons reçus, le chiffre
« de trois cent vingt admissions nouvelles. Les Sociétés les
« plus en progrès sous ce rapport, sont la Société centrale,
« la Société de la Loire-Inférieure, *la Société de l'Orne*, la
« Société de la Seine-Inférieure, de l'Allier, de l'Aveyron, du
« Doubs, de la Côte-d'Or, du Pas-de-Calais, du Calvados, du
« Nord, etc. »

Qui de nous, Messieurs et chers Confrères, eût jamais osé penser seulement qu'un jour notre très-petite Société locale parviendrait à occuper un pareil rang au milieu de ses nombreuses et florissantes compagnes.

Indépendamment de son recrutement relativement satisfaisant, la Société de l'Orne se distingue par sa *Conférence Médicale*. Propager entre nous la science, tout en y faisant pénétrer l'idée de Dieu, qui trop souvent en est absente à notre époque, telle a été, vous le savez, notre préoccupation constante ; et les événements qui chaque jour se sont déroulés sous nos yeux ne nous ont point donné lieu de le regretter.

Les doctrines subversives de tout ordre sont, en effet, sorties de l'enceinte autrefois si paisible de nos amphithéâtres, pour s'adresser directement aux immenses foules dont elles surexcitent les appétits sauvages qui, un jour ou l'autre, si l'on n'y prend garde, voudront infailliblement s'assouvir.

L'Allemagne est ici plus sage que nous et elle demeure jusqu'à nouvel ordre préservée des dangers qui nous menacent depuis que la science française s'est affolée des révolutions.

En pareille situation, quelle doit être la conduite de l'homme qui croit avoir conscience de sa valeur? Il faut le dire carrément: l'indifférence ici n'est pas permise: qui se sent fort de la vérité doit se mettre en avant pour elle, et cela, sans aucune crainte, puisque, dans ce combat, le plus noble de tous les combats, les défaites elles-mêmes sont encore des victoires.

La proclamation de la liberté de l'enseignement supérieur par une loi, cette souveraine réponse aux scandales de notre École de médecine parisienne, a été la confirmation de toutes nos pensées sous ce rapport.

A ceux d'entre vous donc, Messieurs et chers Confrères, dont ce grand événement contrarierait les manières de voir, veuillez me permettre de le faire remarquer: Dieu se nomme lui-même le Dieu des sciences, et son Église, après les siècles de barbarie, est devenue la grande institutrice de toutes les universités; et la prétention de l'Université de France, depuis plus d'un demi-siècle, de fermer la bouche à l'Église de France sa mère, vous en conviendrez, a été un acte inqualifiable et infiniment trop prolongé au détriment de la Société française.

Le grand jury d'État pour l'admission à la pratique, dans l'ordre de la médecine, qui est implicitement contenu dans les termes mêmes de la loi, empêchera l'avilissement des grades et donnera le signal et la mesure de tous les progrès.

J'entends votre réponse, Messieurs et chers Confrères, « sans « un gouvernement sage pour les faire observer et les mettre en « pratique, que peuvent les meilleures lois? »

Vous avez, hélas! mille fois raison; mais, pour vous répondre utilement, laissez-moi vous lire une page de notre histoire contemporaine à un moment tout semblable à celui où nous sommes.

« Le drame se passait à l'Hôtel de ville, en février 1848, trois fois le flot du peuple avait assailli son Gouvernement provisoire et trois fois, à la parole inspirée de Lamartine, la vague révolutionnaire avait reculé, lorsqu'un quatrième assaut, plus terrible que tous les autres, semblait devoir tout emporter.

« On était parvenu à traîner jusque sur le palier, derrière Lamartine, la chaise brisée sur laquelle il était monté tout à l'heure. Il y monte, adossé au chambranle de la grande porte gothique labourée la veille et le matin de balles. A son aspect, la fureur des assaillants, au lieu de s'apaiser éclate en imprécations, en clameurs, en gesticulations menaçantes. Les pointes agitées des sabres montaient par moment jusqu'à la hauteur de la figure de l'orateur, dont la main fut légèrement effleurée. Le moment était suprême, le triomphe indécis, un hasard le décida : Lamartine ne pouvait pas être entendu et ne pouvait pas descendre. Une hésitation eût tout perdu. Lamartine s'attendait à être renversé et foulé aux pieds de la multitude.

« A ce moment un homme se détache d'un groupe sur la droite ; il fend la foule ; il se hisse sur le socle d'un jambage de la porte presqu'à la hauteur de Lamartine et en vue du peuple ; c'était un homme d'une taille colossale et d'une voix forte comme le rugissement de l'émeute, son costume seul l'eût fait regarder d'une multitude. C'était un mendiant demi-nu, sa chemise débraillée laissait compter les côtes et les muscles de sa poitrine… ses cheveux bruns, longs, entremêlés de paille et de poussière flottaient à droite et à gauche de son visage, ses yeux étaient bleus, lumineux, humides de tendresse et de bonté. Sa physionomie ouverte respirait l'enthousiasme jusqu'au délire et jusqu'aux larmes, mais l'enthousiasme de l'espérance et de l'amour.

« Une des balles tirées d'en bas tout à l'heure venait de lui effleurer le sommet du nez tout près des yeux. Son sang qu'il étanchait par moment coulait en deux filets sur ses joues et sur ses lèvres. Il ne semblait pas penser à sa blessure.

« Il tendait ses deux bras vers Lamartine, il l'invoquait des yeux, du geste et de la voix ; il l'appelait le conseil, la lumière, le frère, le père, le Dieu du peuple.

« Que je le voie, que je le touche, que je lui baise seulement les mains ! » s'écriait-il. « Écoutez-le ! » ajoutait-il en se retournant vers ses camarades, « suivez ses conseils, tombez dans ses

« bras; frappez-moi avant de l'atteindre. Je mourrai mille fois
« pour conserver ce bon citoyen à mon pays! »

« A ces mots se précipitant sur Lamartine, cet homme l'embras-
sait convulsivement, le couvrait de sang, le tenait longtemps dans
ses bras. Lamartine lui tendait la main et la joue, et s'attendris-
sait sur cette magnanime personnification de la multitude.

« A cette vue le peuple étonné, ému, s'attendrit lui-même.

« Le blessé qui avait sauvé Lamartine tomba enfin épuisé et
entraîna en tombant la chaise. Lamartine fut soutenu par les
mains de quelques hommes du peuple.

« Des larmes roulaient dans tous les yeux. Le mendiant en ver-
sait lui-même; ces larmes se mêlaient sur sa joue à son noble sang.

« Cet homme avait sauvé le drapeau tricolore et sauvé la
République d'un 93 plus que la voix de Lamartine et la fermeté
du gouvernement (1). »

Cette apparition pacificatrice d'un calvaire populaire au milieu
des foules parisiennes en délire sera un jour, n'en doutons pas,
Messieurs et chers Confrères, la consécration de la République
chrétienne dans tout l'univers.

Ce qu'il nous faudrait à nous aujourd'hui, n'est-il pas vrai,
Messieurs et chers Confrères, ce serait un autre Lamartine (2)
pour se dévouer encore une fois à l'œuvre du salut national;
mais, en son absence, est-ce que nous ne pourrions pas, à l'imita-
tion de la France de 1849, nous reporter quelques années en
arrière pour interroger notre histoire: car si les premières
années du XIXe siècle ont été illustrées par les gloires du premier
Empire, est-ce que les dernières années du XVIIIe n'ont pas été
aussi le théâtre d'un autre genre de gloire? Un roi qui, par
amour de la justice et aux applaudissements unanimes de nos
pères de 89, abdique le pouvoir absolu pour devenir le père de
la liberté française! Et s'il se trouvait, dans la descendance de
ce prince qui a payé de sa tête un si grand bienfait, un héritier
de ses vertus, pourrions-nous hésiter à conjurer nos députés qui

____

(1) *Mémoires politiques*, t. III, p. 376.

(2) Lamartine se fait connaître tout entier par ces deux phrases : « La
République nouvelle, pure, sainte, immortelle, populaire et transcendante,
pacifique et grande, est fondée », écrit-il dans l'enthousiasme du succès; et
quinze jours plus tard :

« Nous sommes ici sur un volcan, pas sûr d'une heure seulement..... il
n'y a plus de force publique..... pendant vingt-cinq jours, *rien que nos poi-
trines.* »   (*Correspondance.*)

d'ailleurs nous ont voté de si sages lois, d'achever leur ouvrage en en confiant la mise en pratique à un tel homme qui, par la force même des choses, serait conduit à personnifier la vertu au milieu de nous et à la faire rayonner ensuite, avec l'influence française, dans tout l'univers ?

Je ne veux point terminer, Messieurs et chers Confrères, sans me réjouir avec vous des progrès remarquables qui viennent de s'accomplir dans notre grande association générale des médecins de France ; et je suis heureux, en conséquence, de pouvoir vous lire un passage du discours du Président de notre infortunée Société locale du Bas-Rhin, où nous voyons que, dans l'adversité, nos confrères de l'Alsace ont tellement grandi sous le rapport moral, qu'il ne nous reste à tous qu'à nous inspirer de leurs exemples :

« Si matériellement notre œuvre n'a point été stérile, dit M. le docteur Schutzenberger, j'estime cependant plus haute encore l'influence morale qu'elle a exercée. L'association de prévoyance a fortifié le lien de la solidarité entre tous les membres du corps médical, car elle a donné à un sentiment instinctif un moyen d'expression positif ; elle a créé, si je puis le dire, un organe spécial de notre vie de relation confraternelle. Elle a fait plus, elle a épuré les mœurs médicales traditionnelles. Elle a élevé le niveau de la dignité morale, en substituant des sentiments d'estime et de confiance réciproque à l'esprit d'orgueil, de dénigrement et d'envie qui trop souvent domine dans le cœur du praticien isolé dans sa personnalité et dans son égoisme. C'est sous son influence que la lutte pour l'existence, la concurrence à mort est devenue parmi nous, à Strasbourg du moins, une émulation pleine de dignité et de procédés courtois. Si le corps médical de l'Alsace ne réalise pas encore complétement l'idéal de la profession, s'il paye, comme tout ici-bas, un large tribut à la misère morale de l'humanité, nous pouvons du moins affirmer que, parmi nous tous, il n'en est pas un qui ne porte dans *son âme et dans sa conscience*, un type moral de ce que le médecin peut et doit être dans ses rapports multiples avec *l'autorité*, avec *ses clients*, avec *les pauvres* tout aussi bien qu'avec *ses confrères*. Cela vaut mieux pour la profession médicale que toutes les chambres et tous les conseils de discipline ; car c'est là, pour chacun d'entre nous, un juge incorruptible de notre vie professionnelle. C'est parce que le corps médical de l'Alsace n'est pas seulement un corps savant et instruit, mais un corps jaloux et conscient de sa moralité, qu'il s'est acquis l'estime et la confiance du pays ; il conservera ces biens plus précieux que les titres officiels, tant qu'il saura les mériter. Quelles que soient les épreuves réservées à l'Alsace, son corps médical conservera ses traditions d'honneur et de dignité morale. C'est là, Messieurs, vous le savez, le but le plus noble et le plus élevé de notre association confraternelle. »

QUELQUES CONSIDÉRATIONS

Sur la substance, le phénomène et le lien ou esprit qui unit toutes choses.

Cet univers est divin.
(Page 29.)

On parle beaucoup de science *positive* ; et l'on a raison si l'on entend ici la science qui s'adresse à la substance des choses et ne s'en tient pas à l'écorce seulement.

Il ne suffit pas, par exemple, d'ouvrir les yeux pour observer, il faut encore faire appel à son oreille, à son toucher, à son odorat, à son goût, et cela fait, l'on n'est encore arrivé qu'au premier degré de la connaissance que Socrate appelait *la représentation*, et qui correspond aux dépositions des témoins dans une affaire judiciaire.

Que dirait-on d'un juge qui, placé en face de cinq témoignages, s'arrêterait à l'un d'entre eux en grossissant avec sa loupe les caractères de l'écriture, oubliant qu'il doit tenir compte des quatre autres avant de prononcer son jugement ? on dirait évidemment qu'il perd ainsi son temps et sa peine.

C'est ce qui arrive tout justement à la plus part de nos savants actuels qui ont emprisonné toute leur activité dans le champ de leurs télescopes et miscroscopes.

Il importe, au contraire, de peser avec la raison cette quintuple formule de nos sens pour nous élever jusqu'à l'invisible et intangible substance corporelle.

« La raison n'est raison, » dit Bordas-Demoulin, notre grand cartésien du XIXe siècle, « que parce qu'elle traverse les simples

« impressions et va au delà chercher, par la réflexion, l'invisible
« vérité. »

Ceux qui, dans les sciences et en médecine en particulier, par
exemple, s'arrêtent aux phénomènes extérieurs et ne vont pas
chercher au delà, par la réflexion, les invisibles causes, consti-
tuent cette multitude de faux savants que l'illustre Lisfranc, notre
maître, poursuivait de ses sarcasmes (1).

Essentiellement stérile et jalouse, cette race se fait à elle-même
un art de vilipender les arts.

« Pour moi, dit Hippocrate, découvrir quelqu'une des choses
« qui n'ont pas été découvertes, et qui découverte vaut mieux
« que si elle ne l'était pas, comme aussi porter à son dernier
« terme une découverte qui n'est qu'ébauchée, me semble un
« but et une œuvre d'intelligence. Au contraire, s'attacher à
« flétrir par le ridicule (2) les découvertes d'autrui, non pour y
« corriger quelque chose, mais bien pour dénigrer les travaux
« des savants auprès des ignorants, cela ne me paraît être ni un
« but, ni une œuvre d'intelligence, mais bien plutôt une preuve
« de mauvaise nature ou d'impéritie, car c'est aux ignorants seuls
« que convient une semblable occupation (3). »

Prendre la forme pour le fond des choses, telle est la cause
capitale du désespoir des savants de bonne foi réduits à confesser
humblement leur ignorance en fait de causes générales étrangères
à la matière. Si loin que l'esprit puisse aller dans l'espace, en
effet, il arrive toujours à cette question désespérante : *et après ?* Le
savant qui s'en tient à la forme en présence des merveilles de la
création se perd ainsi dans un vide sans fond ; ou bien il se heurte
à une barrière infranchissable qui l'avertit qu'on ne comprend
rien à rien, et il arrive de la sorte au scepticisme le plus absolu.

Le vrai savant n'a pas à craindre cette infortune, car il s'élève
du phénomène à la substance, par la lumière supérieure et
divine de l'intelligence, cette irradiation de la vie proprement dite.
L'homme doit penser comme il vit, or il vit par l'esprit : il doit
donc penser par l'esprit et non par les sens.

Le grand œuvre scientifique du moyen âge, cet admirable

---

(1) Sous les noms de Perroquets et de Menuisiers ou de Chirurgiens *au
bois sec !*

(2) Rien de plus sot que le rire sot, dit l'orateur romain, *risu inepto
nihil ineptius.*

(3) *De l'art.*

produit de l'union intime et séculaire des sciences divines et humaines, qui élevait la terre à la hauteur même des cieux, s'étant écroulé au XVI° siècle avec nos anciennes universités, nous sommes tombés de la théologie dans ce qu'on a appelé *les Sciences naturelles*, c'est-à-dire dans l'impasse de la matière et du temps, ce premier degré de la connaissance où l'homme se rend semblable aux animaux en confondant les images avec leurs objets.

Chose incroyable! l'invention des lunettes qui devait, ce semble, nous désabuser de cette grossière méprise, nous y enfonce encore davantage, s'il est possible ; et depuis trois siècles la plupart de nos prétendus savants ne sont littéralement pas sortis du champ de leurs télescopes et microscopes.

Tout est à refaire ; la Renaissance n'ayant été au fond que le paganisme réchauffé, a tout détruit, et de cette décomposition intellectuelle est résulté le chaos politique et social où périt en se débattant sous nos yeux la vieille civilisation européenne.

C'est ainsi que les représentants de la science de l'homme nous offrent aujourd'hui le tableau le plus tristement grotesque : les uns, et ce sont les *anatomo-physiologistes*, s'absorbant complétement dans la sensation visuelle, s'imaginent faire de la science positive, en amplifiant avec le microscope l'image des objets corporels ; et les autres, ce sont les *philosophes*, se perdent dans les nuages de la métaphysique d'où ils foudroient leurs adversaires de leurs anathèmes sans jamais les atteindre.

Les premiers fondements d'un nouvel édifice ont été posés toutefois au commencement de ce siècle : un savant illustre, *André-Marie Ampère*, dans la préface de son *Essai sur la philosophie des sciences*, nous met de la manière suivante sur la voie de la science réelle, c'est-à-dire vraiment positive, et qui doit tout embrasser par cela seul qu'elle est *une*.

« Nous sommes organisés, dit-il, de manière que nos sensa-
« tions et les jugements que nous portons sur elles, nous donnent,
« d'une vraie manière, toutes les notions métaphysiques et
« mathématiques nécessaires à la conservation personnelle et à
« celle de l'espèce. Elles sont vraies, mais c'est un instinct irré-
« fléchi qui nous y conduit (1) ; dès que *le raisonneur* l'a perdu,
« il voit tout s'évanouir, et il faut le chef-d'œuvre de la raison
« pour y revenir. »

(1) Cet instinct est la foi naturelle.

« La pensée humaine se compose de *phénomènes* et de *concep-*
« *tions*, ajoute le même savant; je me sers de l'expression de
« *personnalité phénoménique* pour indiquer la distinction qu'il est
« nécessaire d'établir entre le phénomène, *la substance même de*
« *l'âme, et la conception* que nous avons de cette substance ;
« distinction analogue à celle qui a été déjà faite entre la sensa-
« tion, le corps qui la produit et la conception que nous avons
« de ce corps (1). »

Elle est si absurde la méthode de nos savants astronomes
actuels, qui cachent sous le boisseau de leur télescope la lumière
admirable du spectacle de la nature dans la scène mystérieuse
de la révolution des astres, que nous serions tentés de dire en
nous plaçant au point de vue du phénomène, dans notre langage
usuel et à la clarté par conséquent du jour humain et de notre
soleil du monde *qui passe*, que la terre *est immobile*, et que le
pape avait raison contre Galilée; tandis qu'au point de vue profond de l'étendue *réelle* ou intelligible de l'éternité, Galilée n'avait
pas tort, ce nous semble, de suivre par son esprit les révolutions
annuelles et diurnes de cette planète dans l'immensité de l'espace
et de travailler ainsi dès lors à constituer cet univers réel de la
science future dont, il faut bien l'avouer, nos observateurs
modernes, absorbés qu'ils sont dans le phénomène télescopique,
n'ont pu découvrir encore *le vrai soleil*.

L'inutilité complète de tant d'efforts, d'où vient-elle, si ce
n'est d'une grave erreur de culture scientifique ? *Celui qui sème*
des causes physiques, dit M. le professeur Gubler, *ne saurait*
prétendre récolter la vie (2).

Rien de plus exact; car, au fond, il ne saurait y avoir de
causes physiques, et c'est pourquoi les physiciens, de leur propre
aveu, n'ont jamais été mieux inspirés que le jour où, se trans-
portant sur le terrain de la physiologie pour utiliser la force de
la vapeur, ils ont imité le *va-et-vient* merveilleux de *plein* et de
vide des *systoles* et *diastoles* (3) pulmonaires cardiaques et arté-

---

(1) Préface de l'*Essai sur la Philosophie des sciences*.

(2) *Revue médicale* du 6 avril 1875.

(3) Nous faisons un contre-sens dans l'emploi de ces deux mots :

Systole, de συν et de στελλω, j'envoie, ou mouvement pour opérer un ensemble, une réunion, un amas.

Diastole : δία, à travers, στελλω, envoyer, lancer; *diastole*, jet à travers.

rielles, et sont enfin parvenus ainsi à introduire définitivement dans leurs chars, pour en faire tourner les roues, l'*esprit de vie*, qui n'est rien moins en réalité que le feu du ciel, puisqu'il renouvelle sous nos yeux la face de la terre (1).

Denys d'Alexandrie semble avoir eu l'intuition de cette forme de l'*esprit de vie* quand il écrit :

« Qui d'entre les philosophes eût jamais pu penser que l'*esprit « de vie* était le sang *répandu et divisé* (2) ? »

Cette effusion complète de sang qui, au point de vue physiologique, caractérise *la systole* cardiaque, est en effet la condition indispensable de *la diastole* qui la suit et, par conséquent, de tout le cercle circulatoire ; et tous les arts qui se rapportent aux nécessités humaines semblent dériver de ce souffle que Dieu a mis dans le corps de l'homme et sans lequel il ne serait vraiment qu'un cadavre. Or la science du cadavre, dit le prince des anatomistes modernes, *n'est pas la science de la vie* (3). »

Tant il est vrai qu'avec la seule matière organisée, il n'y a pas de vraie physiologie possible.

« Voilà sur cette table l'organisation achevée, dit un jour « Malgaigne à l'Académie de médecine, voilà le cadavre : à « quelle science physique ou chimique allez-vous faire appel pour « lui donner la vie ? »

Aujourd'hui on croit pouvoir faire de la science en confondant toujours la substance avec le phénomène, et pourtant saint Paul lui-même nous enseigne la nécessité d'établir cette distinction.

« En ce monde, dit-il, nous voyons par images et en « énigmes. »

C'est donc l'énigme qu'il s'agit d'expliquer, ou, en d'autres termes, c'est la substance, ne nous lassons pas de le répéter, qu'il nous faut découvrir.

Mais la substance, réplique-t-on, ne saurait être découverte puisqu'elle est à jamais invisible.

Eh donc ! l'âme, dont nous reconnaissons l'existence, est-elle visible ? Et pourtant la vraie science la découvre, puisqu'elle l'admet.

---

(1) La transformation de l'agriculture par l'emploi de la force de la vapeur réalisera le nouvel univers prédit.

(2) Dans les ramifications de l'arbre artériel, cela s'entend.

(3) M. Cruveilhier, préface de son *Anatomie*.

Il était dans la destinée de cette doctrine vraiment ontologique d'avoir un jour pour adversaires ceux-là mêmes qui n'ont pas craint de s'attribuer le monopole du positivisme dans la science et qui croient apparemment avoir trouvé le moyen de voir les corps d'une autre manière. Ils confondent, en effet, à l'instar des animaux, les corps avec leurs images, et construisent ainsi de leurs propres mains, pour leur intelligence, les murailles d'une infranchissable prison. Ils ne prennent pas garde d'ailleurs que nos télescopes et microscopes, ces précieux et admirables auxiliaires de nos yeux, quand il s'agit d'amplifier les images, sont essentiellement incapables de modifier en quoi que ce soit les dimensions des corps eux-mêmes.

Grossir indéfiniment les images des objets, par un moyen physique, ce n'est point faire de l'analyse scientifique, comme l'a prétendu certain orateur académique; mais c'est exécuter un travail tout matériel de simple manœuvre.

Le microscope est d'ailleurs employé depuis longtemps, et en ce qui le concerne, je ne vois de réellement nouveau que l'étrange abus qu'on en fait en se couvrant du légitime prestige de cet excellent instrument pour regarder, *sans prendre la peine de les juger*, les images amplifiées des objets qu'il fournit à l'observateur.

Un vrai et illustre savant, dont l'esprit et le bon sens sont unanimement appréciés et qui est en même temps membre de l'Académie de médecine de Paris, le docteur Amédée Latour, s'est chargé de donner ici la réplique au soi-disant positivisme scientifique :

« Voici, dit-il, un très-court passage d'un livre qui m'a beaucoup frappé et dont la citation aurait eu son opportunité, ces jours derniers, dans une certaine Académie.

« L'auteur veut prouver que ce monde et les événements qui s'y passent ne sont, à ses yeux corporels, que phénomènes ou images, que cet univers est divin.

« Ton pain, tes habits, tout est miracle, la nature est surnaturelle — Oui, il y a un sens divin, ineffable, plein de splendeur, d'étonnement et de terreur dans l'être de chaque homme et de chaque chose, je veux dire la présence de Dieu qui a fait tout homme et toute chose. — Délivrons-nous de ces pauvres enveloppes impies, de ces nomenclatures, de ces ouï-dire scientifiques qui nous empêchent de voir tel qu'il est le redoutable mystère des choses. La science athée bavarde misérablement du monde avec ses classifications, ses expériences et je ne sais quoi encore, comme si le monde était une misérable chose morte, bonne pour être fourrée dans des bouteilles de Leyde et vendue sur des comptoirs. C'est une chose vivante, une chose ineffable et divine devant laquelle notre meilleure attitude, avec toute la science qu'il vous plaira, est toujours la vénération, le prosternement pieux, l'humilité de l'âme, l'adoration du silence, sinon de la parole (1). »

Ainsi l'univers est divin contrairement au sophisme matérialiste de Galilée, adopté par la science moderne et incarné, pour ainsi dire, dans un homme auquel il fut donné au XVIII° siècle, de remuer la vieille Europe et de faire trembler la société chrétienne elle-même sur ses fondements.

« Le sentiment religieux, ce résumé sublime de la pensée humaine, dit Lamartine dans ses *Girondins*, cette raison qui s'allume par l'enthousiasme pour monter à Dieu, comme une flamme, et pour se réunir à lui dans l'unité de la création avec le Créateur, Voltaire ne le nourrissait pas dans son âme.

« Négation corrosive et railleuse, sa philosophie agissait à la façon du poison, elle *glaçait* et elle *tuait*. Si bien que la réaction chrétienne contre elle fut prompte et générale. »

Au reste le sophisme est ici d'une parfaite évidence : indépendamment de la matière et du mouvement, ces deux principes avec lesquels les matérialistes prétendent constituer tout l'univers, il y a, ne le perdons jamais de vue, le fond essentiel de ce même univers, c'est-à-dire, cette lumière céleste éclairant l'intelligence en même temps qu'avec l'âme elle nous fait connaître les corps qui, sans elle, seraient, non-seulement invisibles, mais encore impossibles à concevoir.

« La particule *divinæ auræ* d'Horace, dit en effet Joubert, *est partout.* »

C'est ici le lieu de le faire remarquer : notre point de départ dans l'observation de la nature, n'est point l'image ou le phénomène visuel *tout seul*, car s'il en était ainsi, on nous pourrait objecter, avec raison, qu'en voulant combattre le matérialisme, nous sommes tombés nous-mêmes dans un faux idéalisme. Or nous pouvons démontrer qu'il n'en est rien puisque nous nous

(1) Extrait de l'*Idéalisme anglais* de Carlisle.

inspirons de la méthode de Descartes adoptée par Bossuet et enfin mise en pratique avec un admirable succès, depuis un siècle, par notre immortel Lavoisier et sa fameuse école pour la connaissance intime des corps, qui est la chimie moderne.

Loin de nous arrêter donc aux seules images, nous faisons intervenir, autant que possible, nos cinq sens, nous recueillons leurs cinq formules, et pesant ensuite, au moyen de notre raison et par un véritable jugement, ces cinq témoignages, nous pénétrons enfin, par l'esprit, jusqu'à la substance corporelle invisible et intangible directement, comme l'est du reste la substance spirituelle de nos âmes : car l'objet de toute philosophie et de toute science, c'est l'être caché sous le nuage des apparences qui le montrent ou le voilent plus ou moins et dans la mesure de la pureté ou de la souillure de nos cœurs.

Osculatur nos Dei Verbum quando Spiritus cognitionis nostrum illuminat sensum, dit saint Ambroise (1).

Dans l'entraînement satanique de la chute originelle, nous n'avons fait rien moins que changer en ténèbres la lumière naturelle du phénomène. Chose admirable ! pour sauver nos âmes frappées du coup de la mort spirituelle par la confusion de la substance avec le phénomène, l'Homme-Dieu s'est fait matière et après avoir voulu que l'idole-matière fût brisée sous nos yeux dans sa propre personne, il s'est ressuscité lui-même en nous montrant sa substance sous la forme resplendissante du soleil de la vie.

La perspective et les images qui, de concert avec les formules de nos quatre autres sens, nous font connaître l'univers et les corps qu'il renferme, sont une parole toujours retentissante à la gloire du Créateur : dans la vraie contemplation, en effet, l'observation rationnelle nous démontre qu'en ce monde, rien n'est sans voix, pas même la pierre que nous foulons aux pieds ; car par sa seule image qui est un rayon de lumière céleste, elle parle aussi bien que les étoiles du firmament, dans leur silence majestueux, cette langue de tous les peuples, qui est l'hymne de l'universelle adoration.

En dehors de la distinction du phénomène d'avec la substance, il ne saurait donc y avoir que des notions non réfléchies ou purement animales et dès lors impropres à devenir jamais les élé-

---

(1) *Commentaire du Psaume CXVIII.*

ments d'une science véritable et digne de ce nom, et pour se compléter et s'achever, la vision matérielle a besoin, par conséquent, du concours de la lumière de l'intelligence qui, dans la langue sacrée, s'appelle esprit et constitue le troisième terme ou côté du divin triangle dont les deux premiers sont *la substance et le phénomène*.

Jean-Jacques Ampère pressentait évidemment cette philosophie de l'Esprit :

« Il y a autre chose que les phénomènes et les substances, écrit-il, il y a *les rapports*, et, ajoute-t-il, là est la grande vue de mon père (1).

Or, dans la science générale, *les rapports*, qui sont aussi *les liens*, nous semblent pour ainsi dire avoir été incarnés dans les deux ventricules admirables (*deux mondes*) dont la juxtaposition constitue *l'unique cœur* qui, aux yeux du professeur Bouillaud, est ici-bas l'objet de l'Ecole éternelle, et nous représente si heureusement *la chaîne d'or* de l'amour *Créateur* et *Rédempteur* par laquelle, dans la poésie du divin Homère, nous voyons la création suspendue au trône du Créateur.

(1) André-Marie, l'illustre physicien.

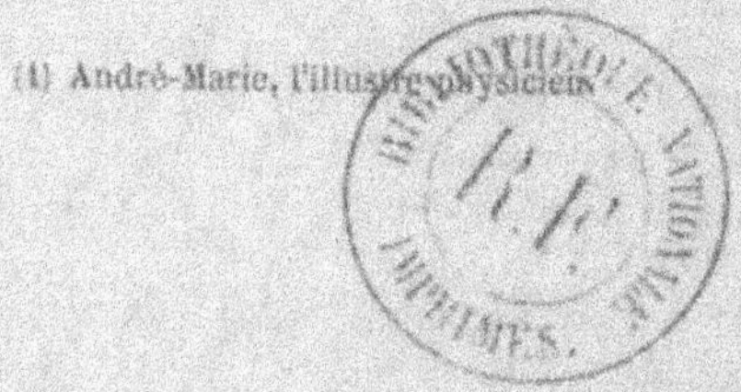